HOMOEOPATHIE

Etant connus, l'esprit du malade, et la crédulité du monde, félicitons-nous de voir encore un si grand nombre d'honnêtes médecins et si peu de charlatans.

Les homœopathes n'aiment point l'eau minérale, parce qu'elle ne s'accorde pas avec le *similia similibus*. Ne pouvant faire accepter qu'une eau sulfureuse, produit les affections de la poitrine, de la peau, et des bronches ; qu'on prend la goutte à Vichy, le rhumatisme à Aix, les pâles couleurs aux eaux ferrugineuses,—ce qui serait vrai si leur système n'était absurde— n'osant prescrire une fraction de goutte minérale, ils préfèrent la dilution de leur fabrique, la bouteille à l'encre ; et prescrivent les eaux, quand ils ne peuvent pas faire autrement.

Ils sont, en général, heureusement doués, quelquefois pleins de talent, d'originalité, habiles calculateurs, et bien édifiés sur la sottise humaine qui, dans toutes les conditions, peut s'allier aux plus belles facultés. Les adeptes font un public déterminé, sceptique en apparence, mais fort crédule, comme les gens d'esprit qui, réfléchissant peu, ne croient point les choses croyables ; sujets nerveux qui n'ont aucun besoin de remède et ne peuvent s'en passer ; naïfs que charment la nouveauté, le merveilleux, les promesses non réalisables. *L'intelligence n'y est pour rien*, dit Proudhon, *elle n'admet point la valeur des solutions* quand le dénominateur est l'unité, suivi de 60 zéros.

En tout lieu, sauvage ou civilisé, le vulgaire fanatique de l'erreur, a du goût pour le mensonge ; les mots vides, l'incompris, l'impossible, ont pour lui le mérite d'être obscurs et savants. La vérité s'établit par l'effort, quelquefois par le sang ; l'erreur, comme le vice, trouve sans peine un terrain disposé, pénètre, s'implante sans discussion. Cicéron déclare *impossible d'imaginer, de rêver même en délire, une chose assez absurde, insensée, monstrueuse, pour qu'un soi-disant philosophe ou sage ne l'adopte, la défende, la préconise.*

Le fétichisme homœopathe *est un de ces démanchements* que Pascal observait partout dans les esprits. On voit des gens graves, des gens honorables, qui attribuent la guérison des fractures, des plaies d'arme à feu, des luxations, des tumeurs, des abcès, de la hernie ; au globule de calcaréa ou de tout autre ; ils sont tous d'égale force ! L'homœopathie enraie beaucoup de maux, en faisant toucher, sentir, ouvrir un flacon de globules ; rien ne lui paraît impossible ; probablement, si l'homme vit, c'est elle qui le soutient, qui commande la pluie et le beau temps, qui fait lever le soleil, qui donne à la fleur son arome et son éclat.

Je plains un malade vaincu, lassé, découragé, qui ne voit pas de terme aux gammes de ses douleurs ; n'étant pas plus maître de sa pensée, de sa volonté que de ses nerfs, il sera le jouet de tous les remèdes infaillibles, il veut du nouveau ; mais celui qui a son libre arbitre et prend l'homœopathie au sérieux, je ne puis le comprendre sans lacune.

En article de foi et de loi, on s'incline devant l'autorité qui en a le dépôt; la médecine, comme les sciences d'observation, exige des facteurs qui tombent sous les sens et ne contrarient point la raison. Or, l'homœopathie ne se raisonne pas ; elle a 30 dilutions capables de *recevoir une puissance incalculable, au moyen de secousses méthodiques*. La première contient une goutte de teinture pour 100 grammes d'eau distillée ; la seconde est une goutte de la première dans 500 grammes de véhicule...... la 10e, une goutte de numéro 9 dans 5 millions de milliards de gouttes....; la 30e donnerait une masse liquide ayant pour rayon la distance de la terre au soleil : 38 millions de lieues ! c'est en tonnes : 50 milliards de décillions ; cela donne le vertige. Arago, réfutant la médication infinitésimale, calculait qu'un décillionième de gramme est au gramme comme un grain de sable au volume du soleil. Est-ce tout ? non ; j'ai pu contempler une 500^e

dilution ; celle-ci remplirait l'univers, par-dessus les étoiles. Ce n'est rien encore, l'Allemagne est est en mesure de fournir la 10,000^{e} ; on la fait venir de Berlin. Les propagateurs de ces inventions peuvent-ils se regarder sans rire ?

Il y a des croyants, des âmes candides, que ces formidables chiffres n'ébranlent pas ; ils ferment les yeux et les oreilles ; Arago ne travaillait pas pour eux. Ce qui étonne, ce n'est point l'idée qui hallucine un cerveau mal équilibré, c'est le raisonnement de l'homme sain d'esprit, qui lui donne créance. Eh bien ! la fortune de la secte ne vient pas des seuls ignorants, elle est faite par le bourgeois libéral et conservateur, par une aristocratie — non de la science, non de l'esprit, — bien pensante, d'ailleurs qui commence à réagir. Il est visible que l'homœopathie, embarrassée des millionièmes, donne timidement les doses pondérables. Le docteur Wyld, vice-président de *British homœopathic society*, déclare *que les vues d'Hahneman sont inexactes, extravagantes, que le titre d'homœpathe ne saurait être ni sage ni exact :* Quod erat demonstrandum. *Union médicale*, août 1877.

Sait-on bien, qu'avant de livrer au monde ses fabuleuses divisions, le professeur n'admettait que la dose élevée ? Depuis sa seconde manière, il est converti à l'imperceptible, qui lui semble supérieur. Il a trouvé qu'un millionième de centigramme est plus fort que le gramme ; aux maladies intenses, à la plus faible incommodité, il oppose toujours un médicament réduit à l'extrême division ; il met la substance au néant pour augmenter sa vertu dynamique ; il exalte la force par l'extinction du corps qui la produit, et le rend si subtil qu'il n'existe plus que dans l'imagination.

Pourquoi refuser aux aliments, à tout ce qui peut être contrôlé, pesé, mesuré, le dynamisme sans limite, qu'il attribue à la matière diluée par ses soins? Quelle ressource au temps de famine ou de guerre, si le globule nourrissait! En vérité, l'homœopathie, réduite à ses propres moyens, est aussi nulle pour guérir ; avec cette différence que si l'imagination est capable de sentir l'action promise des globules, comme celle de la mie de pain qui réalise de belle cures, l'estomac vide est moins facile à contenter par un semblant de nourriture. C'est pourquoi la médecine vétérinaire donne peu de clients à l'homœopathie : l'imagination du cheval ne s'y prêterait pas.

L'homœopathe, usant comme nous, du froid, du chaud, du vin, des aliments ; reconnaissant les mêmes qualités au sucre, au sel, aux poisons, ne voit plus, ne sent plus de la même façon pour le malade; tous les remèdes, toutes les substances en globules ont tout à coup la plus grande énergie. Ce qui est vrai dans la vie commune, dans le régime ou l'hygiène, devient faux en médecine ; il est en perpétuelle contradiction avec lui-même. Qui a raison, du médecin ou de l'homme privé? Incontestablement, la vérité est une ; deux vérités contraires n'existent pas ; donc, si l'axiome : *contraria contrariis* est moralement, physiquement, rationnellement vrai, le *similia similibus* est absolument faux ; il en est de même en pathologie. De toutes les propositions d'Hahnemann, c'est l'inverse qu'il faut prendre; malheureusement, toute affirmation hardie fait son chemin, pourvu qu'elle soit déraisonnable; d'autre part, on ne peut contester que le royaume de l'esprit, ne soit encore celui qui édite le plus de sottises.

Le système d'Hahnemann repose en entier sur l'erreur la plus grossière; pour combattre le mal, il veut susciter un mal semblable: il augmente la cause pour détruire l'effet! Nous savons trop bien que les vices, que les maladies progressent quand on les abandonne à eux-mêmes, quand on leur fournit l'occasion et l'aliment. La raison veut que tout désordre soit combattu par le contraire, aussitôt que possible. Apaisons-nous la faim par la diète, l'indigestion par un excès de table, l'intoxication par une dose égale de poison? l'anémie cède-t-elle aux saignées, à la privation d'air et d'aliment? A ces questions, et à bien d'autres, l'homœopathe, pour être conséquent, doit répondre par l'affirmative; il ne peut faire un pas, dire un mot, sans se heurter à des contre-sens. Que lui importe? il connaît son public; un des princes du globule, fort habile et savant, disait *qu'on fait gober tout ce qu'on veut au vulgaire galonné ou brodé.*

Quel crédit aurait le novateur, disant aux hommes de loi: Vous êtes dans l'erreur comme vos maîtres; je vous apporte le vrai Code, et la seule manière de rendre la justice, de régler les contrats, les ventes, les successions? Si un autre pensait, voyait tout à rebours, prenant le moins pour le plus, affirmant que la partie est plus grande que le tout; s'il disait non, quand le monde dit oui avec Aristote, Hippocrate, Gallien, Morgagni; on verrait dans ce travers la preuve du trouble mental. Hahnemann a pu faire ce tour de force, parce que les malades, sont plus crédules que les plaideurs, et moins avisés.

Avec l'instrument qui augmente la portée de nos sens, la chimie, l'électricité, découvrent encore des principes inconnus, au fond des mers, dans les entrailles de la terre, comme dans l'air ; on ne trouvera pas une façon nouvelle de raisonner, d'envisager les choses établies, mais toujours il y aura des cerveaux creux, des inventeurs du mouvement perpétuel, de la pierre philosophale et de la quadrature.

Le monde est trop vieux, l'homme est trop avancé, pour qu'il soit donné à personne d'inventer un système de thérapeutique, opposé à ce que nous ont enseigné le temps et l'expérience. Il ne peut pas être, qu'un fait incontestablement absurde, contraire au rapport de nos sens, aux impressions qui nous dirigent comme *similia similibus*, devienne juste en médecine, la science qui se propose le but le plus élevé, nos intérêts les plus immédiats.

La médecine qui depuis 6000 ans est en possession de quelques vérités, exige un sens droit, beaucoup d'étude, de recherches, de travaux rebutants pour un esprit dépourvu de sérieux, d'horizon, de suite ou de règle. Eloignant la cause morbide, elle opppose l'antidote au poison, elle dérive, ou substitue, quand elle n'atteint pas le mal directement.

Les vues d'Hippocrate, et celles d'Hahnemann, ne peuvent être comparées, jugées, que dans les maladies où la nature est impuissante ; alors qu'il faut agir, substituer, révulser vigoureusement. Il en est qui cèdent après une médication intempestive, excessive, trop longue, ou sans proportion avec le besoin, et la force. Cet abus n'est point rare; l'homœopathie n'ajoutant rien, à ce que produit la cessation de tout remède, ne doit pas revendiquer le bénéfice de la cure. Ce n'est point dans un pays chaud, dans les camps, sur les navires, qu'elle devait naître, ou prendre faveur. Avec des maladies subites, courtes, violentes, on ne peut compter sur l'expectation, ou les millionièmes, il faut une médication effective, prompte, énergique; perdre le temps, c'est perdre le malade. Il n'y a pas un homœopathe dans la flotte et dans l'armée; on dit que le service ne développe guère l'ambition, et l'amour de la fortune.

L'homœopathie répudiant les faits acquis, les traditions, la lumière, la science; est un système faux et contradictoire, que la nullité de ses moyens condamne à l'impuissance; basée sur l'erreur, et vivant de fictions, elle arrive par force au néant. Ses idées stéréotypées, mues dans un cercle étroit, ne peuvent s'élever au progrès. Expectation systématique déguisée, ne produisant rien, ne perfectionnant rien, inféconde, immobile, elle devient l'abdication de la médecine.

J'ai dit : Système faux : quand le sarcopte de la gale fut découvert, Amédée Latour écrivait au père de l'homœopathie : *Votre doctrine est basée sur le similia similibus, la gale est produite par l'acarus donc pour guérir la gale, il faut un acarus.* Le maître se condamna par son silence; un animalcule renversait le château de carte infinitésimal. Jamais, eut-il du génie, l'homme qui part d'un principe, faux n'échappe à l'inconséquence.

Pour étayer la puissance des globules, on a voulu les comparer au virus, aux ferments ! une chose inerte et sans matière, n'a point d'assimilation avec le virus, organisme infectieux, vivant, générateur, transmis, propagé, comme la flamme, qui sans rien perdre allume l'incendie. On le voit au microscope, tandis que le plus fort grossissement, le plus sensible réactif, ne montrent dans les préparations d'Hahnemann, aucune trace de principe médicinal.

Pasteur fait voir que la plupart des affections mortelles sont engendrées par les ferments, les parasites végétaux ou animaux ; conséquemment, l'homœopathe devra cultiver comme similaires, les microbes, les acarus, les bacteries, les vibrions ; il doit inoculer au syphilitique un liquide chancreux, un sang de bœuf charbonneux, au malade atteint de charbon, et s'il n'use pas des semblables, le *similia similibus*, est un mot de passe qui n'oblige à rien. A vrai dire, il n'y a point d'homœpathe, pas un n'est conséquent, n'a le courage de son opinion. Cependant pour guérir les affections du foie ou des reins, un médecin belge fit des triturations avec des calculs qu'il cherchait dans les urines, ou les selles du malade. 5 centigrammes du remède produisant une aggravation, il eut recours aux dilutions, et réussit avec *la* 24e, chez un capitaine de vaisseau, et sur d'autres sujets. Il avertit que le traitement doit être long et croit devoir conseiller de n'administrer le produit morbide qu'au malade sécréteur ! Ce procédé qui lui est propre, constitue l'isopathie ; c'est le comble du système. *Art médical* belge, union méd., 16 août 79.

La loi des semblables, repose uniquement sur des paradoxes, qui sembleraient choisis, pour la détruire. Hahnemann voit dans les maladies, *un changement immatériel, une aberration de la vie spirituelle, amenée par une cause invisible, et sans matière une essence dynamique*! Qu'est-ce que cela veut dire? Assurément il n'en sait rien. Cette loi fantaisiste manque de sens, et ne contient aucun germe de thérapeutique. La maladie ne peut être l'effet d'une cause sans matière, elle est un fait, une lésion matérielle, un dérèglement de fonctions et d'organes, produit par le milieu, les corps physiques, ou par des phénomènes immatériels, ayant une action déterminée ; comme la joie, le chagrin, la terreur, les passions.....

Il dit que son remède agissant sur une cause immatérielle, sera toujours assez actif pour la neutraliser! sur quel fond instituer le traitement, si le mal est sans matière? Nous pouvons arrêter, modifier, détourner un travail morbide. On ne peut rien sur l'abstraction.

Sa thérapeutique suppose que le pouvoir curatif du médicament, tient à la propriété de susciter dans l'organisme, un symptôme identique au mal, mais plus fort, et par suite vainqueur! cela choque les notions du sens commun. Le remède n'agit pas sur les malades, comme sur l'homme sain. Les deux états de maladie et de santé, diffèrent trop ; le goût, l'odeur, la digestion, changent avec le trouble nerveux, l'altération du sang, des sucs digestifs... Le bouillon pris avec la fièvre ne nourrit pas, le vin laisse une saveur désagréable ; il en est ainsi du café, du sel, des condiments, du tabac.

Hahnemann parle et se détermine comme s'il n'avait pas la moindre notion de clinique, de pathogénie de physiologie. La nature ne met pas à côté de chaque douleur, un agent capable de la neutraliser, ou reproduire à volonté ; ce qui élève la chaleur et la fièvre, augmente l'action de la fièvre. Si nous pouvions ajouter une fluxion à celle qui existe, créer un exanthème, un tubercule, nous augmenterions la gravité de la fluxion, de l'exanthème, de la phthisie ; chaque unité ou degré du mal, ajoute au désordre primitif, et au danger, suivant la règle sans exception, que 2 et 2 font 4. Les maladies, les moyens de nous nuire, et de nous exterminer sont trop nombreux, pour donner l'envie de les multiplier.

Le maître serait-il mieux inspiré dans le choix de ses moyens ? Ecoutez-le : *Qui prend du charbon voit du noir, sa vue est courte, il sent au front une rouge tumeur ; ses gencives lui semblent décollées, son humeur est farouche.* Charbon est souverain pour l'hypocondrie.

Arnica *produit une douleur de luxation, des rêves sensuels et le besoin d'injurier.*

Avec Platine, vous entendrez un bruit de voiture ; le premier jour assombrit, le second fait voir tout en rose.

Lycopode amène au 7e jour, des élancements sur un cor, et le 3e une irrésistible envie de mordre l'oreille du passant. — Gubler.

Toute sa matière médicale n'est pas moins divertissante, et sa thérapeutique est de la même force. On reconnaît l'importance que doit avoir pour le malade, un bruit de voiture, la pensée de tumeur frontale ou des luxations, le besoin d'injurier, de mordre une oreille. Quels aperçus lumineux, que d'heureuses et fécondes applications !

C'est le hasard, dit Hahnemann, qui l'a mis sur la voie de ces découvertes ; on le voit bien, la raison n'enseigne rien de semblable, elle est absente de son œuvre. La plus sérieuse attention, de comprendre et d'apprendre, n'y montre qu'un pêle-mêle de phénomènes singuliers, disparates, bizarres, sans relation possible avec le mal et sans portée. D'ailleurs, comment se reconnaître au milieu des 1,200 symptômes ou effets appartenant à *nux vomica?* des 1,242 que produit Sepia, des 2,000 fournis par l'écaille d'huître, la puissante calcarea ! quel encombrement stérile et quelle pénurie ! Vous diriez que tout cela est tiré d'un almanach pour rire ; on se demande si Hahnemann extravague : c'est la sentiment du docteur Wyld ; s'il se moque ou défie la simplicité. Il est dit, qu'en France, le ridicule tue ; l'homœopathie a détruit ce préjugé. Ce qui est incontestable, c'est que la crédulité n'a point de borne, qu'elle est avide, curieuse, insatiable, incurable. Suivant Pascal, *on donne tant de créance au remède imposteur, parce qu'il en existe de vrais, dont les simples ne sauraient faire le discernement.* Notre langue a des mots creux, sonores, brillants, qui éblouissent le vulgaire, et ne sont qu'amorce trompeuse. L'homœopathie est une de ces bulles qui n'existerait point sans la piperie, la jonglerie des mots.

Une autre erreur d'Hahnemann ; lui montre que la psore, maladie locale et parasitaire, sans aucun retentissement sur l'organisme, est l'origine de presque toutes les affections chroniques. Est-ce pour cela, qu'on a pu voir, la gale traitée homœopathiquement deux années, sans guérison ? Evidemment, le remède, au millionième, ne pénètre point dans le sillon de l'acarus. Demandez ce qu'une maladie secrète, peut durer avec ce traitement.

Lorsqu'il dit, avec Hippocrate : *vomitus vomitum curat*, il tronque à son profit, le sens de l'aphorisme. Le tartre stibié, n'arrête point le vomissement, mais le rend assez fort pour évacuer la cause qui le provoquait ; c'est ainsi qu'un purgatif ne guérit point directement la colique, et la dissipe en éliminant les matières irritantes. Cet exemple, où la bonne foi brille autant que la logique, est la négation du *similia similibus*.

Il enseigne que la quinine détruit la fièvre, au moyen d'une fièvre semblable et plus intense. Rien n'est moins vrai ; le quina donne un mouvement fébrile, mais point d'accès ni de fièvre, comparable à celle des marais. Comme le vin, le café, les aliments, il produit une excitation passagère qui est le signe de l'action physiologique. Loin d'allumer la fièvre, il abaisse le pouls, la chaleur, il est fébrifuge, antiphlogistique, sédatif, et constitue dans l'organisme, un état contraire à la fièvre ; il arrête l'accès actuel, et prévient son retour. Il est oiseux de dire, que la quinine homœopathique est aussi nulle pour la fièvre, que les globules pour l'acarus et pour tout autre maladie.

La dilution arsenicale au millionième, a pour l'inventeur, des propriétés inconnues avant lui ; c'est une illusion de rêveur, le néant ne peut rien. Si l'appareil de Marsh et le spectromètre de Bunseur, n'y décèlent point l'arsenic, elle n'en contient pas ; on le trouve partout, dans l'air, et l'eau, dans le pain, dans les aliments et nos tissus.

Que devient la médication arsenicale, sans arsenic, et le malade que devient-il? Toutes ces préparations ne répondent pas à leur étiquette. Le globule façonné par l'industrie du confiseur, est baptisé dans l'officine, où il prend une grande valeur ; puissance et prix sont en raison inverse de la marchandise. Nous prenons sans préjudice, un flacon de ces globules, après ou avant les repas ; on peut les donner aux enfants, comme les nonpareilles ; il n'y a qu'un atome de sucre avec la matière colorante, pour plaire aux yeux. Un bébé de mes amis ayant vidé le flacon, où sa mère puisait avec frayeur, 2 ou 3 globules par jour, en demandait encore, et se porte bien. A son père, on raconta, qu'*il avait absorbé un trop grande quantité pour être incommodé!* Un autre, prit à la fois, le contenu de plusieurs flacons ; il *dut la vie au mélange des poisons, qui les avait neutralisés*. Ces raisons suffisaient pour guérir les parents, de l'homœopathie ; c'est ce qui arriva ; mais combien d'autres en sont émerveillés, satisfaits, convaincus?

S'il est capable de réfléchir, le patient verra que la suspension du mal, impossible, avec l'abstraction, est contraire au bon sens, à la raison, ou bien qu'elle est produite par une autre cause ; mais celui qui n'a ni bon sens, ni raison, est fasciné, il reste sous le charme et repousse tout examen ; essayez de faire croire à l'hypocondriaque lucide, qu'on l'a guéri, avec mica panis.

Hahnemann sur la voie des abstractions. en rejetant les doses palpables, supprimait l'anatomie, la physiologie, l'histologie, la pathologie ; on peut dire qu'il a supprimé la médecine ; avec Omar, il aurait mis feu à la bibliothèque des Ptolémée. L'extrême simplification attrayante pour la paresse, favorable au recrutement de la secte, explique la fortune et le renom de certains industriels qui s'improvisent médecins ; on est coulant sur le diplôme, qui, d'ailleurs, a peu d'importance pour la foule : elle sait bien qu'un terrassier *réduit mieux que Nélaton le membre cassé, l'estomac luxé ou décroché !* Parmi les homœopathes, on a vu des herboristes, des marchands d'eaux minérales, des fabricants, des militaires, des cochers, des ouvriers, des diplomates, des paysans, des romanciers, des avocats, des musiciens, mais point de ceux qui se distinguaient dans leur état ; l'homœopathie est une planche de salut pour les gens qui n'ont pas réussi, le décavé ; pour le fruit sec de toutes les conditions, *audaces fortuna juvat ;* qui montrera l'audacieux mourant de faim ? Maint docteur inoccupé devient célèbre, devient riche, dès qu'il s'intitule homœopathe ; la loi des infiniments petits n'atteint point l'honorarium.

Amour de l'art, sacrifice, abnégation, dévouement, sont les vertus de notre profession. Quel médecin abandonne une position faite pour devenir disciple d'Hahnemann ou victime ? C'est le contraire qui a lieu ; on ne le voit jamais appauvri par sa conversion, vivant de peu dans un labeur pénible, comme les honnêtes praticiens de la campagne qui fuient l'exploitation.

L'homœopathe a peu de bagage scientifique, mais ferré sur la diéthétique et la cuisine, il excelle dans l'art de restaurer. Sachant bien qu'on ne guérit pas avec un mythe, il s'est retranché sur le régime, certain d'attirer les convalescents, les dyspeptiques, les malades qui se portent bien ; parce que si on peut dire : *omnis homo mendax*, il n'est pas moins vrai que tout homme est gourmand, friand, gourmet, suivant les papilles.

La réussite est bien facile ; répertoire et coffret dispensent, quand on veut, d'études longues, de science d'observation. Avez-vous un malaise, une foulure, la migraine, la fièvre, une carie dentaire, une verrue, n'importe quoi ; le maître va chercher dans son guide, une substance qui, dans ses attributions, ait la migraine, la verrue, la colique, le cor.... la dose est prête et ne produit ni mal ni bien ; un paquet pris au hasard ne réussit pas moins ; il peut se tromper sans nul dommage. On prétend faire ainsi la médecine de la nature ! Les Chinois médecins, ont des remèdes à tiroir, pour toutes sortes de maladies, mais ce sont de véritables médicaments ; heureux sont les Chinois!

L'homœopathie, exagérant la tendance trop commune à grossir le danger, voit partout des maux terribles, des cas difficiles, incurables, des fièvres muqueuses, typhoïdes, malignes, épidémiques, dont elle seule peut triompher ; c'est la phthisie galopante, la diphtérie, le croup, la pleurésie, la péritonite.... qui parfois sont guéris le lendemain. Une famille affolée par la crainte, et tout à coup rassurée, ne marchande point l'admiration ni le prix du service ; elle ne peut refuser au sauveur un coup d'œil, une science, un talent supérieur, et la reconnaissance élève des châteaux. Ce n'est pas plus difficile et, pour certains esprits, c'est bien tentant !

Mais la fortune est inconstante au joueur le plus habile ; on ferait un beau chapitre des erreurs, des méprises, des infortunes, des confusions, des erreurs communes aux apprentis d'Hahnemann, qui s'aventurent peu familiarisés avec l'anatomie, la physiologie, les difficultés de la pratique. Une personne de ma famille avait une entéralgie que l'opium calmait toujours. Botex absent, l'homœopathe imposé revient trois jours, soir et matin, sans constater le moindre soulagement. La malade prit enfin quelques gouttes de laudanum, et faisait honneur à son repas au moment de la visite. *Voilà bien la gloire, le triomphe de notre médecine*, s'écria le disciple d'Hahnemann ; *je publierai la guérison d'une belle péritonite en quatre jours !* Botex en rit longtemps et lui demanda son secret. Le monde a mis beaucoup de ces cures au crédit des homœopathes.

Dans leur système, né du doute, du nihilisme, des conceptions nébuleuses de Vienne ; tout est faux, mensonger, illusoire, supposé ; à l'état morbide ou sain, il n'apporte aucune modification imputable à ses moyens ; avec eux, le mal finira, comme il peut finir, sans remède, en dépassant beaucoup la moyenne de sa durée ; ce qui intéresse encore plus les travailleurs : La perte du temps est un des reproches que mérite l'homœopathie.

Quand le diagnostic nous a fixés sur la convenance du traitement, sur le choix des remèdes indiqués, des purgatifs, du vésicatoire, du sédatif, de l'ipéca ; nous sommes sûrs d'avoir au moins l'action propre des purgatifs, du vésicatoire, des sédatifs, de l'ipéca ; nous sommes sûrs de prévenir ou d'arrêter la fièvre, de produire une déplétion, une dérivation..... Voilà ce qui fait la certitude médicale. Je défie Hahnemann de purger avec ses dilutions et ses globules, et s'il purge, ce n'est pas avec une dose infinitésimale, et s'il ne purge pas, il est répréhensible, parce que les moyens de purger ne manquent point. Avec lui un fiévreux restera dix jours sans évacuation, parce que les purgatifs et l'instrument d'Eguisier ne figurent pas au programme. J'ai dû intervenir dans ce cas, mais de loin et par force. La même interdiction pesant sur le vésicatoire et sur tout ce qui possède un effet sensible, le patient doit garder sa fluxion, sa bronchite, sa toux, sa douleur, sa pleurésie..... jusqu'à ce que le mal ou les forces l'emportent ; aussi, combien de personnes *guéries* ne cessent pas de tousser ; que de morts, au moment où des assurances formelles éloignaient toute crainte ! Il n'est pas étonnant que le mal progresse, quand on ne fait rien ; c'est la médecine au rebours, avec ce qu'on peut attendre de l'inaction.

Muni de tout l'arsenal homœopathique, et guidé par un maître habile, je n'ai pu calmer, une seule fois, la toux, la fièvre, l'oppression, la douleur, en y mettant le bon vouloir, la patience, le soin que l'on accorde à ses propres souffrances ; je ne parle donc point sur le rapport d'autrui ; l'étude faite sans compter les heures, m'a laissé le souvenir d'une déception que je veux épargner aux malades.

Les malades peuvent guérir en prenant des globules, comme s'ils ne prenaient rien ; l'homœopathie ne nuit pas directement, mais n'arrête point le mal, et lui donne libre carrière. La médecine doit le prévoir, l'attaquer aussitôt que possible et par tous les moyens rationnels.

On sait. qu'en général il faut peu de remèdes, que souvent, il n'en faut pas du tout; mais parfois, nous devons suivre une indication pressante, écarter un obstacle, conjurer un désordre qui trouble les fonctions ; il y a des fièvres, des congestions, des hémorrhagies, des spasmes, des convulsions, des douleurs à combattre immédiatement, sous peine de compromettre la vie ou la santé. Je ne puis donc absoudre complètement la mort, dans le cas où il fallait agir sans hésiter, la mort causée par un accident curable, pour lequel on n'a rien fait ; la mort par négligence volontaire d'une indication déterminée, telle que la saignée, le vomitif, un contre-poison, l'insufflation pulmonaire, le cathétérisme, une ligature d'artère, un cordial, un anesthésique... je dis négligence volontaire, parce qu'un homœopathe pur, voyant tout dans ses globules, ne pense plus à autre chose ; le globule, doit pour lui, suffire à tout, même, dit-on pour les affections chirurgicales ; c'est le fanatisme oriental qui sacrifie le malade au principe. Par exemple un phthisique suffoqué par la congestion et la fièvre, peut être asphyxié par les mucosités que la dilution atomique n'atteint pas ; s'il meurt sans être secouru, le médecin inactif n'est pas justifié en disant que la phthisie devait l'emporter fatalement.

Il en est qui n'admettent point la possibilité de perdre leur malade, et refusent le certificat. La mort sera toujours la suite d'une erreur, d'une force majeure, de l'allopathie, de tout ce qu'on voudra, il est certain qu'un sujet docile ne pouvait pas mourir avec son traitement ; donc il ne peut être responsable ! où cela peut-il aboutir ? on voit que la manie homœopathique a son danger, comme les autres.

L'homœopathie affectant le mépris absolu de la matière médicale positive, est privé de moyens actifs qui laissent peu à l'arbitraire ; comme les calmants, les purgatifs, l'ipéca, la saignée, le quina, le fer, les bains, la révulsion... prescrivant aux mêmes doses, l'arsenic et la craie, le phosphore, l'écaille d'huître, la ciguë, le sel de cuisine et le sucre et la strichnine et le quina ; elle affirme que la puissance de son remède infiniment renforcé par la dilution et la secousse, atteint le maximum quand la substance disparaît ! C'est l'inverse de la progression arithmétique et du raisonnement.

Sa médication commode et simple, lucrative, inoffensive, quand il n'y a rien à faire ; plaît aux mamans et aux bébés, qui n'aimant point les breuvages amers, s'accommodent mieux du traitement facile, et n'en considèrent point la fin ; elle séduit l'homme occupé, qu'il n'oblige pas à quitter ses affaires ; le viveur qui mène de front, le plaisir, la bonne chère, les globules. Mères faibles, enfants gâtés, crédules, riches oisifs ; voilà de bonnes cautions pour une idée qui supprime la gêne ; c'est pourquoi, jamais secte, hérésie, boniment, n'eut un succès pareil. Cependant, la raison de la vogue, est plus simple, plus sérieuse. Avant le terme fatal, nous avons guéri plusieurs fois ; les neufs dixièmes des maladies cèdent à condition d'en éviter la cause, en observant les lois de l'hygiène, qu'Hahnemann prescrit avec soin. A l'Hôtel-Dieu de Paris même, on a pu voir la fièvre typhoïde et la pneumonie, traitées avec l'eau froide, sans privations d'aliments, et le professeur Monneret, n'accusait pas plus de revers que ses confrères. C'est la force, le secret de l'homœopathie ; elle triomphe, de tous les maux qui n'existent pas, qui sont guéris, qui céderaient à l'hygiène, au régime, et au temps ; elle peut les aggraver, les prolonger, par l'inaction.

Pourquoi donc le médecin, si le mal guérit sans remède ? Parce qu'il est dans le plan divin, comme la douleur et le travail. Tout homme doit souffrir, et quand il souffre il a besoin de le dire et de se plaindre, d'être écouté, encouragé, il est à moitié guéri quand il espère ; telle est la raison d'être, la mission de l'homme, pour lequel, il a été dit : *honora medicum.*

Que fait l'homœopathe, dans le cas où l'intervention de la médecine est inévitable, où sa puissance éclate ; dans les fièvres, la pneumonie, le typhus, le croup, l'hémorrhagie, les convulsions, l'apoplexie, la colique néphrétique, un accès pernicieux, la morsure de serpent ?... Espère-t-il que son globule développe un venin plus subtil que celui de la vipère ? il attend mais il ne fait rien, et ne peut rien faire, en repoussant tous les moyens de conjurer le mal.

Cependant le système n'a rien de fixe, il échappe à la règle, comme un schisme, où chacun reste libre. Il devient ce que tout dissident peut le faire, avec le sucre et la valeur personnelle, ses qualités, ses affirmations ; ou bien avec les doses massives, avec des teintures plus chargées que celles du codex ; ce n'est plus de l'homœopathie. Au moment du danger, en faveur du malade qui lui est cher, le sentiment du devoir, le remords, le scrupule, ou la crainte ; imposent en secret la pratique délaissée, quand il suffit de gagner du temps, ou d'amuser avec la poudre de niais. Or, négliger les agents pondérables, opposer un simulacre de remède aux plus graves maladies, et tout à coup revenir à la thérapeutique ordinaire, en forçant les doses ; ce peut être une combinaison avantageuse, ce n'est pas le fait d'un homme raisonnable, mais une preuve d'incrédulité à son propre système.

Au mois de juillet, je fus consulté par une jeune fille qui, loin de son médecin, venait de prendre un jour, 18 *milligrammes de strychnine* ordonnés par un homœopathe. Le tétanos en était la conséquence ; on peut montrer des ouvriers laborieux et forts, languissant depuis qu'ils ont subi la médication soi-disant homœopathique.

Quelquefois pour sauver l'apparence on se met à couvert par des granules d'alcaloïdes, qui n'ont rien de commun avec les globules d'Hahnemann. Ces granules peuvent être un service rendu par la dosimétrie, une occasion de retraite convenable.

Le bon côté de l'homœopathie, serait-il une réaction contre la pharmacie à outrance, une aspiration vers la réforme de la matière médicale ? non, elle y porte la confusion, et se perd dans l'infinie variété des symptômes. Il est affligeant de voir si peu de sérieux dans les questions où les maîtres s'efforcent de porter tant de respect, d'attention, de critique, de correction.

Ce n'est pas Hahnemann qui a donné le précepte d'expérimenter physiologiquement le remède, et de l'employer chimiquement pur : Cette recherche de la précision, est déjà vieille dans les écoles ; d'ailleurs pour Hahnemann, qu'importe la pureté des substances qu'il s'efforce d'anéantir? montrez-la seulement dans une 5ᵉ dilution !

Si je constate la nullité de la méthode, ce n'est pas que l'homœopathe ne puisse rien ; il peut tout sur son sujet. Avec un empire absolu, il flatte et charme et promet tout ce qu'on veut. Or, personne, femme ou homme, n'est insensible à la flatterie, à tout malade on persuade qu'il doit guérir, que son mal n'était pas compris... on mènera toujours la foule avec une promesse, et la sottise capable de révolter le vulgaire affamé de mensonge, est encore à trouver ; c'est la prime, et l'éternelle tentation des charlatans de tous les âges, auxquels jamais les simples ne manqueront. Cette universelle tendance à l'erreur est la suite, la preuve d'une chute sans laquelle vous ne pouvez comprendre l'homme.

On a dit : *Vult decipi decipiatur*, c'est injuste, cruel, malhonnête, inhumain ; dans la crédulité du peuple, il y a quelque chose de respectable, il croit parce qu'il aime. et souvent le mal vient de plus haut. La raison, le devoir. la conscience, nous crient de donner le remède à l'infirme ; au faible, le soutien ; à l'ignorant, la vérité.

La conscience ! il en est de tous les degrés, de tous les genres, pour tous les caractères, toutes les industries ; chacun trouve des motifs pour l'accommoder à son idée, à sa mesure, à ses besoins ; ce sont les malfaiteurs qui l'invoquent plus souvent. dix personnes traitant la même affaire, la conscience, je veux dire l'intérêt, inspire dix solutions différentes. Ecoutons deux médecins qui se rencontrent, deux amis de collége et d'enfance, que je connais : Dis-moi donc, un tel prétend que tu verses dans l'homœopathie, est-ce vrai ? oui, pourquoi pas ? Tu crois à cette farce ? Mais non, pas plus que toi, pour qui me prends-tu ? A la bonne heure, tu n'es pas assez ingénu ; mais alors, comment faire accorder ta conviction avec tes actes ? Eh bien ! ma foi, je veux arriver, gagner du temps et cela réussit ! Dans ce cas nous n'avons plus rien à faire ensemble. Textuel.

S'il y a des homœopathes de bonne foi, d'autres sont fantaisistes, changeants, névropathes, bilieux, pressés de faire leur chemin, et ne croient point mal faire. D'ailleurs, toute personne convaincue, ne peut être dans le vrai, l'erreur entraîne les plus ardentes convictions. Que de fautes commises de bonne foi, par la passion qui prend le nom de zèle ! Beaucoup de gens déraisonnent sur un point, quelquefois sur plusieurs. L'éducation, la culture de l'esprit, le savoir, la probité, ne préservent pas des manies, des travers du sophisme ; les plus beaux caractères, les hommes de génie ont payé leur tribut de faiblesse ; il ne faut pas les voir de près. Le grand Napoléon était plein de superstition : *et quid non mortalia pectora cogit...*

Dans ce temps des spécialités, je demande s'il est permis au médecin qui mérite ce nom, de cultiver à la fois deux méthodes opposées, d'employer tour à tour, et pour le même cas, les semblables et les contraires. Le fait-il dans un but louable, pour l'amour de la science et du malade? Entre deux extrêmes, qui se repoussent, qui s'excluent, dont l'un est faux, si l'autre est vrai, on est, pour lui, la vérité? transfuge, avec un pied dans les deux camps, il se trompe, ou manque de conviction. N'ayant pas le courage de ses opinions, il n'agit pas toujours, comme il pense, comme il dit; c'est une capitulation de conscience, un dédoublement qui fait ombre à la dignité du caractère. La dualité médicale amène la confusion, le doute, la méfiance, au détriment de la morale et du malade. Si elle n'est pas une action, mauvaise, ou dérisoire, l'homœopathie outrage le bon sens, la logique, l'honorabilité de notre profession, elle marquera dans l'interminable catalogue des folies humaines qui sont d'inépuisables mines.

Je repousse la qualification d'allopathe imaginé par Hahnemann, il n'y a pas deux médecines. Je veux qu'un médecin honnête, bienveillant, dévoué, familiarisé avec les sciences tributaires, soit ouvertement médecin comme tous les autres et rien que médecin, sans autre ambition que d'être utile au malade, et la vie ne pouvant suffire à sa tâche, je lui interdirais la politique. Je veux qu'il mette en circulation tout ce qu'il croit bon, sans aucun esprit de secte, de système de coterie, pouvant diviser la famille médicale. Un charlatan gardera son secret, jusqu'à ce que la lumière le mette à nu, et le montre plus ridicule ; un médecin s'empresse de vulgariser, ce que lui ont appris le travail et l'expérience, le succès ou les revers ; voyez les séances de l'Académie !

J. LAURE.

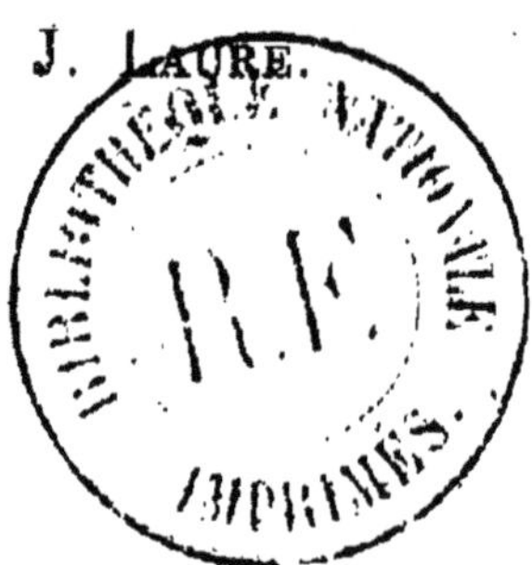

Hyères, 4 mars 1881.

Lyon. — Impr. Bellon, rue de la République, 33.

www.ingramcontent.com/pod-product-compliance
Ingram Content Group UK Ltd.
Pitfield, Milton Keynes, MK11 3LW, UK
UKHW020407250726
13967UKWH00006B/2521

9 782013 050746